DE

L'OPÉRATION DU CROUP

ET DE

SES SUITES CHEZ LES TRÈS-JEUNES ENFANTS

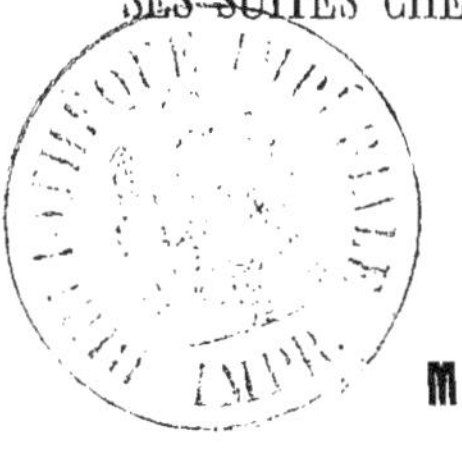

PAR

M. X. DELORE,

CHIRURGIEN EN CHEF DÉSIGNÉ DE LA CHARITÉ,
PROFESSEUR A L'ÉCOLE DE MÉDECINE,
MEMBRE DE LA SOCIÉTÉ IMPÉRIALE DE MÉDECINE DE LYON,
DE LA SOCIÉTÉ DES SCIENCES MÉDICALES, ETC.

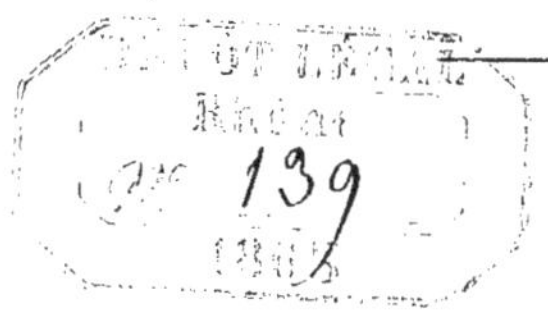

PARIS
F. SAVY, LIBRAIRE-ÉDITEUR,
RUE HAUTEFEUILLE, 24.

LYON. — IMPRIMERIE D'A. VINGTRINIER

1863

DE

L'OPÉRATION DU CROUP

ET DE

SES SUITES CHEZ LES TRÈS-JEUNES ENFANTS

L'opération de la trachéotomie, pratiquée pour la première fois dans le croup, en 1826, par Bretonneau, et propagée par M. Trousseau, mérite de passer définitivement dans la pratique chirurgicale, malgré les vives attaques dont elle a été l'objet. Aujourd'hui tout le monde est d'accord sur l'utilité de cette opération ; et s'il y a des divergences, c'est seulement au sujet du moment précis où elle doit être appliquée.

Mon intention n'est point de soulever les problèmes difficiles qui ont trait à cette grande question ; je veux seulement rapporter l'histoire d'un enfant auquel j'ai été assez heureux de sauver la vie par la trachéotomie et parler des difficultés exceptionnelles qui se sont opposées pendant trois mois et demi au rétablissement de la respiration laryngienne.

Trachéotomie pratiquée chez un enfant de deux ans et demi atteint de croup ; long séjour de la canule ; guérison.

Obs. — Claude Cobet, âgé de deux ans et demi, est apporté à l'hôpital de la Charité le 14 août 1862, pendant que je faisais le service en remplacement de M. Berne. Il est couché salle Saint-Philippe, nº 26.

M. Letiévant, médecin de la famille, me fournit les renseignement suivants :

« Vers le 8 août, cet enfant s'enrhume. Sa toux est rauque et accompagnée d'enchifrènement du nez ; sa respiration devient pénible surtout la nuit.

« Le 12 août, au commencement de la nuit, il est pris d'un accès de suffocation de peu de durée, avec altération de la voix.

« Le 13, la respiration est pénible, bruyante, même à l'état de repos. Ces symptômes augmentent si l'enfant est excité. Voix à demi-voilée.

« A la gorge, une plaque recouvre l'amygdale droite dans une grande étendue ; elle est mince encore, grise, demi-transparente, paraissant très-adhérente. La paroi postérieure du pharynx est tapissée de la même manière. L'altération considérable de la voix me porte à penser que la même lésion existe dans le larynx. »

« Les poumons sont sains à l'auscultation.

« Au moment des accès, le petit malade devient violacé. De temps en temps il se porte la main au cou comme pour enlever un obstacle de cette région.

« Je diagnostiquais une diphthérie du larynx et de la gorge et portais un pronostic très-fâcheux, d'autant plus fâcheux que déjà un enfant de la même famille était mort il y a quatre ans de cette même affection.

« Déjà de l'ipécacuanha avait été administré par la mère et avait déterminé quelques vomissements ; je fis reprendre ce médicament jusqu'à production de vomissements multipliés, et je prescrivis des badigeonnages du fond de la gorge avec le bout du doigt humecté et chargé de poudre d'alun. Cette manœuvre, répétée de demi-heure en demi-heure, déterminait chaque fois soit des efforts de vomissements, soit des vomissements réels. »

« Je prescrivis à l'intérieur une potion avec dix gouttes de perchlorure de fer, eau de tilleul et simple fleur d'oranger ; continuer les touchers avec la poudre d'alun.

« A huit heures et demie, l'enfant commence à devenir plus agité, la respiration est plus pénible, la voix plus voilée. Nouvel accès de suffocation.

« A neuf heures, ayant imbibé de perchlorure de fer étendue de deux tiers d'eau, une petite éponge fixée au bout d'une baleine flexible, je m'efforçais, pendant que mon index gauche, plongé dans le gosier, cherchait à soulever l'épiglotte, d'enfoncer la petite éponge dans le larynx et d'y exprimer son contenu, selon la méthode Sérullaz ; manœuvre extrêmement difficile que j'ai répétée plusieurs fois.

« A minuit, un homœopathe appelé prescrit du brôme à la 2e dilution, et promet positivement aux parents de sauver leur enfant.

« Le lendemain 14 août, à onze heures du matin, les symptômes asphyxiques s'aggravant de plus en plus, M. Letiévant amène l'enfant à la Charité. »

J'observe alors les phénomènes suivants :

La difficulté de respirer a augmenté ; l'enfant présente la toux et la voix croupales ; en examinant la gorge, j'aperçois une fausse membrane qui recouvre l'amygdale droite tout entière et une partie du pharynx ; l'inspiration est extrêmement difficile ; elle s'accompagne d'un sifflement qui retentit dans la poitrine ; la gêne s'accroit progressivement ; elle devient horrible dès que l'enfant pleure et s'agite, et alors se manifestent des signes d'asphyxie très-prononcés : lèvres bleuâtres, exophthalmie, etc. En dehors de ces moments d'agitation, la face est pâle, anxieuse, et l'expression en est profondément altérée.

La mère me prie instamment de pratiquer de suite l'opération de la trachéotomie. Déjà un de ses enfants a été atteint du croup, et l'insuccès de l'opération fut dû, suivant elle, au degré trop avancé de l'asphyxie.

Considérant la marche progressive du mal, sa résistance à tous les moyens rationnels et énergiques qui avaient été employés par un médecin habile, je me décidai à faire la trachéotomie.

Opération. — Je l'exécutai d'après les préceptes de M. Trousseau, c'est-à-dire avec précaution et lenteur, évitant avec soin les grosses veines thyroïdiennes, appliquant des pinces à ligature à demeure sur les artères et les veines ouvertes, de telle sorte que j'arrivai sur la trachée sans avoir à redouter d'hémorrhagie, et je pus ouvrir cet organe sans qu'il y pénétrât une seule goutte de sang. Comme la trachée était située très-profondément, je la fixai avec un ténaculum ; puis je fis une ouverture que j'agrandis avec un bistouri boutonné, après quoi je plaçai une canule double de 6 millimètres de diamètre.

La respiration de l'enfant devint de suite très-calme et très-facile ; il expectora des mucosités abondantes et extrêmement épaisses ; on en provoqua l'expulsion en badigeonnant la trachée avec une solution concentrée de nitrate d'argent ; on lui donna une potion avec du chlorate de potasse et du lait, et on lui toucha le larynx et l'arrière-gorge avec un gargarisme au bromure de potassium. Dans la soirée, la fièvre fut très-forte, la peau chaude, il y eut des sueurs abondantes. Le lendemain la fièvre diminua. L'enfant fut constamment veillé par MM. Hénon, Chambard et Hygonin, internes de la Charité, dont le zèle ne se ralentit pas d'un seul instant. Les crachats étaient tellement adhérents et abondants que l'engorgement répété de la canule nécessita fréquemment de prompts secours.

Le 17, on sort un instant la canule ; mais comme il y a imminence d'asphyxie, on la replace aussitôt. J'enlève, au niveau de la plaie, plusieurs fausses membranes qui paraissent provenir de la partie supérieure.

19 août. — Apparition d'une éruption rubéolique ; potion avec dix goutles de teinture d'aconit ; tisane de violettes et bourrache.

20 août. — La fièvre a complètement disparu, la toux persiste, les mucosités expectorées deviennent de moins en moins adhérentes. L'enfant joue, mange avec appétit et prend visiblement des forces. On essaie d'enlever la canule ; mais on est obligé de la replacer immédiatement.

22 août. — On fait la même tentative, mais inutilement.

23 août. — L'expectoration se faisant assez facilement, d'accord avec M. Berne, nous autorisons la mère à emmener son enfant.

Depuis sa sortie de l'hôpital, la santé de cet enfant a été constamment en s'améliorant. Au commencement de septembre, l'expectoration est à peu près complètement nulle ; le sommeil est très-calme, l'appétit excellent, les forces reviennent et la maigreur diminue. Je fais plusieurs tentatives inutiles pour enlever la canule : toujours les progrès rapides de l'asphyxie m'obligent à la remettre en place. Dès qu'elle est enlevée, l'expiration par le larynx se fait aisément ; mais l'inspiration est impossible ; l'orifice de la plaie se rétrécit considérablement, s'oblitère même ; et, malgré la présence du corps thyroïde, qui a été incisé dans toute son épaisseur, il se forme à ce niveau une dépression considérable à chaque effort d'inspiration. Je fais d'inutiles tentatives pour protéger le cou contre la pression atmosphérique par des plaques de plomb et de caoutchouc.

10 septembre. — J'applique une canule qui a une perforation au niveau de sa convexité, de telle façon que le passage de l'air puisse se faire aisément dans la partie supérieure du conduit aérien ; puis je place un bouchon qui forme complètement l'orifice extérieur. Au bout d'un instant, l'enfant s'habitue à respirer par la bouche, et il se promène et joue dans la chambre.

Des bourgeons charnus assez volumineux se sont développés à la partie inférieure de la plaie.

11 septembre. — Pendant douze heures la canule est restée bouchée, et l'enfant a respiré par la bouche ; la parole s'est exécutée sans difficulté. Cependant, au bout de six heures, les parents ont remarqué que la respiration devenait de plus en plus difficile. Alors ils ont voulu replacer la canule interne, et cela leur a été impossible ; je m'aperçus qu'un bourgeon charnu très-volumineux s'était engagé dans la partie supérieure de la fente de la canule, et qu'il rétrécissait la trachée. Je fus obligé d'employer une certaine force pour retirer la canule, et alors ce bourgeon charnu fut coupé et expulsé au dehors. La respiration redevint immédiatement facile. Je recommandais à la mère de ne jamais laisser s'écouler plus de deux heures sans placer la canule interne, pour éviter la projection dans la trachée des bourgeons charnus qui provenaient du corps thyroïde.

Pendant le courant du mois de septembre, j'essayai encore, à diverses reprises d'enlever la canule ; mais des accès de suffocation m'obligèrent à la replacer à peu près immédiatement. Je fis alors construire un embout en bois, qui s'introduisait dans la canule externe, et qui devait rétrécir l'ouverture trop grande. Grâce à ce moyen, les bourgeons charnus ne purent plus s'introduire dans la cavité, et la respiration put se faire pendant un temps plus long sans que la gêne augmentât. Cependant je remarquais toujours que les inspirations étaient plus faciles lorsque la canule interne était en place.

Le 29 septembre, j'enlève la canule dans la matinée. Immédiatement après, l'enfant éprouve une espèce de suffocation ; mais on vient à bout de le distraire, et la respiration se rétablit naturellement. Pendant toute la journée il fut fort gai et s'occupa de ses joujoux comme d'habitude. Cependant les inspirations étaient un peu sibilantes. Le soir, il s'endormit assez paisiblement à neuf heures. Le sommeil fut d'abord fort calme; mais au bout de deux heures un embarras se produisit au niveau de la plaie trachéale ; l'enfant s'éveilla et un accès de suffocation épouvantable survint. M. le docteur Letiévant, qui fut immédiatement appelé, appliqua les pinces dilatatrices de M. Trousseau. Mais, comme l'ouverture s'était rétrécie, il ne put réintroduire la canule. A une heure du matin, je fis un débridement avec le bistouri boutonné, et je pus alors la remettre en place. Pendant deux heures l'enfant avait donc été à demi asphyxié, la face violacée, les extrémités froides, le pouls insensible. Quelques instants apres l'introduction de la canule, il s'endormit ; la nuit fut assez agitée, la peau était fébrile. Le lendemain, un peu d'abattement pendant la journée, puis tout rentra dans l'ordre habituel.

La frayeur des parents avait été si grande qu'il ne fut pas possible, pendant tout le mois d'octobre, d'essayer d'enlever la canule. L'enfant devenant pâle et la suppuration fétide, M. le docteur Letiévant, qui le soignait alors, l'autorisa à sortir de temps en temps. Pendant une grande partie de la journée on fermait la canule avec l'embout, et l'enfant pouvait parler ; mais pendant la nuit, on le faisait respirer au moyen de la canule interne. Un gros bourgeon charnu, que j'avais excisé plusieurs fois, repullulait constamment à la partie inférieure de la plaie. Il en sortait un pus de mauvaise nature, et il y avait constamment autour d'elle une rougeur érysipélateuse ; alors craignant des ulcérations de la trachée, je me décidai, le 6 novembre, à enlever de nouveau la canule. Comme précédemment, l'enfant en supporta très-bien l'ablation durant toute la journée ; mais à neuf heures et demie du soir, au moment où il venait de s'endormir, les parents me firent prévenir que la suffocation commençait déjà et que le sommeil devenait de plus en plus pénible. Pendant que je faisais mes dispositions pour aller chez eux, on vint m'avertir que l'enfant s'était éveillé, qu'il avait été saisi d'un accès de suffocation horrible, et qu'il avait succombé avant qu'on ait eu le temps d'introduire les pinces dilatatrices. Heureusement cette nouvelle était fausse. La mère, dans son trouble, n'avait pu parvenir à enfoncer ces pinces assez profondément, de telle sorte que l'asphyxie était imminente. L'enfant était méconnaissable, son faciès était totalement décomposé, son lit était plein de matières fécales ; mais il respirait encore trois ou quatre fois par minute. Je me hâtai de dilater largement la trachée, de lui stimuler le thorax par des pressions vigoureuses, et la respiration se rétablit assez vite. Je remis alors la canule sans trop de difficulté cette fois.

Le lendemain, c'est à peine si l'on retrouvait sur la physionomie de cet enfant quelques traces de la terrible épreuve à laquelle il avait été soumis.

Jusqu'ici, j'avais attribué ces accès de suffocation à l'accumulation de mucosités au niveau de la plaie trachéale. Je pensais que ces mucosités ne pouvaient être expectorées facilement à cause de leur adhérence, et qu'alors un spasme était déterminé dans tous les muscles de la région. Mais la répétition si fréquente des accès de suffocation m'obligea à modifier mon opinion. Je fus obligé d'admettre que c'étaient des bourgeons charnus développés vers l'intérieur de la trachée qui rétrécissaient son calibre au niveau de l'incision. L'enfant faisait, à certains moments, des inspirations spasmodiques, et alors son cou s'applatissait au niveau de l'incision. La trachée cédait sous l'effort de la pression atmosphérique, de telle sorte que la plaie et les parties molles voisines rentraient en arrière.

Après avoir fait cette observation, je dus changer ma manière d'agir, et je pratiquai, tous les deux jours, pendant trois semaines, des cautérisations sérieuses avec le crayon de nitrate d'argent, soit pour détruire, soit pour modifier les bourgeons charnus qu'on apercevait dans la plaie ou qu'on soupçonnait plus profondément. Probablement aussi il y avait ulcération de la trachée et mortification de quelques parcelles de cartilage.

Ces cautérisations s'exécutaient soit à travers la canule externe, soit après l'avoir enlevée. Sous leur influence, la fétidité de la suppuration diminua en même temps que son abondance.

Enfin, le 27 novembre, pensant que la répression des bourgeons charnus était suffisante, je sortis de nouveau la canule. La journée fut bonne. Pendant la nuit, la respiration fut gênée à plusieurs reprises. Il était probable qu'un rétrécissement diminuait le calibre de la trachée au niveau de l'incision ; car là se produisait un ronflement très-manifeste.

Le lendemain, après une heure de sommeil, il y eut un léger accès de suffocation. M. le docteur Letiévant introduisit les pinces dilatatrices ; l'enfant expectora quelques mucosités, puis se rendormit un instant après. Depuis lors le passage de l'air dans la trachée est devenu de plus en plus facile. Le 4 décembre, c'est à peine si on entendait un léger bruissement pendant l'inspiration. L'enfant est devenu fort gai, il a toutes les apparences de la santé ; la plaie du cou est cicatrisée.

Aujourd'hui 29 décembre, une petite cicatrice au cou est la seule trace qui reste de la maladie et du traitement.

Qu'il me soit maintenant permis d'exposer quelques considérations qui m'ont été suggérées par ce fait intéressant.

§ I.

Quels sont les obstacles qui s'opposent au rétablissement de la respiration laryngienne après la guérison du croup ?

Habituellement, quelques jours après l'opération de la trachéotomie, l'affection pour laquelle elle a été pratiquée est guérie. Il ne s'en suit pas qu'on puisse enlever immédiatement la canule et que tout soit terminé : Souvent il faut un mois et plus avant qu'il soit possible d'abandonner la plaie à elle-même et de la laisser se cicatriser. Chez un malade de M. Trousseau, il fallut pour cela quarante jours ; et l'on cite des opérés qui durent conserver la canule pendant une année entière et même pendant le reste de leur vie. Une aussi sérieuse complication ne me paraît point avoir suffisamment attiré l'attention des chirurgiens.

Peu de jours après l'opération, on peut attribuer la difficulté du passage de l'air dans le larynx à la persistance des fausses membranes ou bien à leur accumulation dans cet organe, qu'un courant aérien ne traverse plus ; des mucosités adhérentes, ou le gonflement de la muqueuse rétrécissent également l'orifice glottique. Plus tard, dans les cas où il y a eu ulcération, la rétraction cicatricielle est capable de produire un résultat analogue. M. Archambault a invoqué le défaut de coordination des muscles dilatateurs de la glotte avec l'inspiration. Toutes ces opinions ont pour elles un certain degré de probabilité et un certain nombre de faits irrécusables. Mais aucune d'elles cependant ne peut expliquer l'asphyxie chez quelques opérés. Tel est, par exemple, le cas de mon petit malade. Chez lui, le larynx était parfaitement libre et se prêtait avec autant de facilité à l'inspiration qu'à l'expiration. Il était susceptible en effet de respirer douze heures consécutives par la bouche, lorsqu'on laissait en place la canule externe qui permettrait une libre communication entre la trachée et le larynx, lors même que son orifice extérieur était fermé. Mais à peine cette canule était-elle enlevée que l'inspiration devenait à peu près immédiatement impossible, quoique la parole, le cri et l'expiration par la bouche eussent la plus grande facilité à se produire. Sa face bleuissait rapidement, et deux ou trois minutes suffisaient pour produire une asphyxie presque complète.

Par quel mécanisme se produisait cet état? Evidemment on ne pouvait l'attribuer à un obstacle siégeant dans le larynx. Voici en effet ce qu'on observait dans les accès de suffocation. Les inspirations devenaient extrêmement énergiques, soit à cause des craintes de l'enfant, soit à cause de la douleur, soit à cause d'une gêne légère qu'il ressentait au niveau de la plaie du cou, et immédiatement il se formait une dépression très-remarquable à son niveau. Cette plaie, qui était naturellement béante et entourée de bourgeons charnus un peu saillants, se fermait rapidement, s'enfonçait du côté de la trachée et présentait la forme d'un entonnoir ; en même temps les parties molles au-dessus, au-dessous et sur les côtés s'enfonçaient aussi, semblaient se coller à la colonne vertébrale et se précipitaient vers l'ouverture de la trachée pour l'oblitérer complètement.

L'asphyxie était évidemment due à l'aplatissement du conduit aérien qui ne remplissait plus son office de vout e

Ces accès se produisirent plus de vingt fois sous mes yeux et je cherchais à en analyser les divers éléments. Ils se composaient de trois phénomènes distincts : *le spasme des muscles inspirateurs, sa cause et ses effets.*

Ce que j'appelle ici *spasme*, c'est l'action exagérée de tous les muscles qui concourent à l'inspiration ; un simple coup-d'œil suffirait pour voir les muscles de la poitrine et du cou se contracter convulsivement et avec énergie.

La *cause* de ces spasmes était tantôt la frayeur ou la colère, tantôt l'accumulation de quelques mucosités au niveau de la plaie qui produisaient une gêne dans le passage de l'air ; mais c'était principalement le développement exubérant des bourgeons charnus provenant du corps thyroïde ou de la trachée elle-même. Dès qu'ils n'étaient plus comprimés par la canule, ces bourgeons se gonflaient, végétaient à l'intérieur, diminuaient le calibre du tube aérien et rendaient l'inspiration pénible. Ces diverses causes se combinaient du reste fréquemment ensemble.

L'*effet* du spasme était d'aplatir la trachée. Comment se produisait cet aplatissement considérable des parties molles du cou ? Voici l'explication qui m'a paru la plus naturelle : La trachée à l'état normal est constituée par une série de divers cerceaux cartilagineux qui opposent une voûte contre la pression atmosphérique, laquelle, pendant l'inspiration , est plus considérable à la surface du cou que dans l'arbre respiratoire. Si quatre ou cinq cerceaux sont divisés verticalement, ils ne forment plus voûte et n'ont plus de résistance, surtout chez les très-jeunes enfants. Qu'arrivera-t-il alors dans un puissant effort d'inspiration ? Les parties molles devront s'affaisser au niveau de l'incision ; un aplatissement se formera, et l'inspiration sera impossible. Voilà précisément ce qui arrivait chez le sujet de mon observation.

Chez les enfants qui ont moins de deux ans et demi, l'opération du croup réussit exceptionnellement. Aussi, ne pas opérer au-dessous de cet âge était un précepte classique il y a quelques années à peine. M. Trousseau et d'autres opérateurs ont cité quelques faits récents qui tendent à infirmer cette règle trop absolue ; mais leur petit nombre prouve néanmoins qu'il y a à cette époque une gravité plus grande soit dans le mal, soit dans l'opération, soit dans ses conséquences. La raison, je le crois, doit résider en partie dans le peu de rigidité des cerceaux cartilagineux de l'enfant en bas-âge, et la difficulté du rétablissement de la respiration normale est la conséquence de l'opération et non point du croup lui-même. Les faits de trachéotomie chez les très-jeunes enfants, rapportés tout récemment par MM. Barthez, Dumontpallier et Laborde, viennent même confirmer mon explication ; car, chez la plupart de ces petits opérés, l'extraction définitive de la canule s'exécuta fort tardivement ; chez deux d'entre eux on dut même recommencer pour ainsi dire l'opération dans le but de replacer la canule et d'arrêter les progrès rapides de l'asphyxie.

Pour remédier à un accident semblable, pour résoudre le problème, il s'agirait de trouver un instrument ou un moyen quelconque qui soutînt les cerceaux de la trachée, qui permît la respiration buccale, et qui ne fût point un obstacle à la cicatrisation de la plaie. Voyons donc s'il y a dans l'arsenal de la chirurgie moderne quelque invention capable de remplir ces indications multiples.

§ II.

Des diverses canules et instruments employés après la trachéotomie

Bretonneau adopta la canule double déjà recommandée par Martins et Van Swieten; mais le premier, il eut le mérite d'appliquer des instruments qui fussent en rapport avec le calibre de la trachée. Les canules ont subi une foule de perfectionnements et me paraissent laisser bien peu à désirer. Ainsi les canules de Luer présentent une articulation au point d'union du pavillon avec le tube, afin de rendre moins dépendants les mouvements de la trachée et ceux de la surface du cou. Les canules de Charrière ont une articulation près de l'extrémité inférieure du tube, afin de s'adapter mieux à la trachée et de ne pas en déterminer l'ulcération. Bérard fit fabriquer un trou au niveau de la partie convexe pour permettre le passage de l'air dans le larynx. M. Richet alla plus loin encore : il fit construire une canule à soupape ayant deux prolongements, l'un à la partie inférieure, l'autre à la partie supérieure de la trachée. Mais elle ne peut évidemment qu'être d'un usage exceptionnel , et non point servir à la suite de l'opération du croup.

Dès que l'affection est guérie, il s'agit de trouver un moyen très-simple qui permette à la respiration laryngienne de s'exécuter facilement et à volonté.

M. Trousseau, qui s'est préoccupé de cette question, conseille de fermer de temps en temps l'ouverture extérieure, afin de forcer l'air expiré à déblayer le segment supérieur. Mais si la canule offre un certain volume, il y a très-peu d'espace entre elle et le tube trachéal, et ce moyen aura tout au plus pour effet de détacher quelques mucosités adhérentes au larynx.

Mon opéré ayant été dans la nécessité de garder très-longtemps sa canule, je l'ai perforée comme Bérard et j'ai pratiqué une ouverture correspondant à la partie supérieure de la trachée. L'instrument présentant un quart de circonférence, l'orifice doit, je crois, être situé un peu au-dessous de sa partie moyenne. Les mensurations sur le cadavre ne fourniront point, je crois, à ce sujet, des indications d'une constante précision, car le gonflement des parties molles, qui succède à leur incision, la différence d'âge et d'embonpoint des sujets, modifieront nécessairement les résultats fournis par les données cadavériques prises à l'état normal, et l'on sera quelquefois obligé de tâtonner avant d'obtenir une respiration facile.

Grâce à une canule externe ainsi perforée, mon petit malade respirait une partie de la journée par la bouche et parlait avec la plus grande facilité, sans qu'il y eut la moindre altération dans le timbre et la force de sa voix.

Pour obtenir ce résultat, la mère retirait la canule interne et fermait l'orifice. Ce qui est arrivé cependant chez cet enfant prouve qu'il ne faut pas laisser trop longtemps en place une canule semblable, à cause du développement rapide des bourgeons charnus, qui tendent à végéter là où ils n'éprouvent aucune pression. Aussi est-il prudent d'appliquer de temps en temps la canule interne, afin de les déprimer.

Mais quelque soit le perfectionnement d'une canule quelconque, elle présente inévitablement des inconvénients très-graves ; c'est un corps étranger qui irrite les bords de la plaie et qui peut déterminer même de dangereuses ulcérations dans la trachée ; une suppuration fétide, abondante, en est parfois la conséquence. On doit donc, autant que possible, en abréger le séjour.

Au mois de septembre 1862, un travail remarquable de M. Bouvier appela l'attention des médecins sur les instruments dilatateurs imaginés pour faciliter l'introduction des canules ou pour les remplacer. Parmi les premiers de ces instruments, la préférence doit, je crois, être donnée à la pince dilatatrice de M. Trousseau, telle qu'elle a été perfectionnée par M. Laborde, interne des hôpitaux de Paris. M. Laborde, en ajoutant une troisième branche, lui a donnésur les autres pinces les avantages suivants : l'introduction de la canule est facile ; on peut dilater l'ouverture et pousser la canule avec une certaine énergie, sans crainte de dévierou de produire des décollements; elle diminue très-peu le calibre du canal. Tout cela n'est point à dédaigner, car l'introduction présente quelquefois des difficultés très-grandes dans les cas où il y a un développement rapide de bourgeons charnus et une puissante rétraction cicatricielle, obstacles contre lesquels j'ai eu à lutter pendant les cours de traitement de mon petit malade.

On a imaginé d'autres instruments dilatateurs qui sont destinés à rester à demeure et à maintenir ouverte la plaie du cou ainsi que l'orifice de la trachée. Je me bornerai à citer les instruments de Moreau, de Gendron, de Maslieurat Lagemard, de Mathieu et le mien. Quelques mots sur ce dernier, qui a été construit par M. Lépine, habile fabricant de notre ville. Il est destiné à tenir béant le calibre de la trachée, à permettre la respiration laryngienne, et, au besoin, la respiration par la plaie. Il est constitué par un tube de 1 centimètre de long, adapté, d'un côté, à une plaque ordinaire de canule à trachéotomie; de l'autre côté, il se continue par deux branches situées latéralement, qui ont 2 centimètres de longueur et 6 millimètres de largeur; elles sont plus larges en bas qu'en haut, et douées d'une certaine élasticité, de telle sorte qu'on les introduit rapprochées l'une de l'autre au moyen d'un mandrin et qu'elles doivent se dilater dès que le mandrin est retiré. Cet instrument est loin d'être parfait; cependant il a fonctionné toute une journée d'une manière assez satisfaisante.

Pendant un court séjour que je fis à Paris au milieu du mois d'octobre, MM. Mathieu, Luër et Charrière me montrèrent avec la plus grande obligeance la plupart des instruments qui ont été imaginés dans un but de dilatation prolongée. L'un de ces habiles fabricants, après m'avoir exposé toutes ses inventions ingénieuses sur ce sujet, me conseilla franchement de ne point les employer et m'avoua que le problème n'était point encore résolu. Et, en effet, quand on se trouve dans la pratique, en face d'un cas aussi épineux que celui dont je viens de parler, on reconnaît bien vite l'inutilité et même le danger de semblables moyens. Ils présentent à mon avis les inconvénients suivants : ou bien ils gênent le passage de l'air, en rétrécissant la trachée ; ou bien ils irritent et ulcèrent à la façon des corps étrangers ; ou bien ils permettent aux bourgeons charnus de se développer dans les interstices des pièces qui les composent, mais surtout ils peuvent se déplacer brusquement et occasionner de la sorte ces accès de suffocation dont une mort rapide peut être la conséquence.

Ce dernier inconvénient est si grave, qu'il rendra toujours inutiles les subtilités mécaniques les mieux imaginées.

Ce qu'il faudrait dans les cas où la trachée s'affaisse sur elle-même dans les violents efforts inspirateurs, c'est un tube placé dans son intérieur qui la soutînt et qui n'empêchât point la cicatrisation de la plaie ; c'est un véritable tubage de la trachée : mais si l'on a osé le tubage du larynx, on n'osera jamais, je l'espère, le tubage du conduit situé au-dessous de lui.

Je ne me suis point arrêté aux essais dont je viens de parler et j'ai cherché aussi à lutter contre la pression atmosphérique. J'ai donc appliqué sur toute la surface antérieure et latérale du cou une plaque de plomb d'abord, puis une plaque de caoutchouc qui devait s'y mouler plus exactement encore et qui était enduite de corps gras. Tout cela ne m'a point réussi. On m'a conseillé également de placer des ventouses pour empêcher l'affaissement de la plaie et des parties molles. Mais quand on vient à l'application de ces divers moyens, on voit bientôt qu'ils sont impraticables. Nous avions affaire à un enfant très-jeune qui, à notre approche, poussait des cris et s'agitait constamment ; son intelligence et ses souffrances trop fréquemment répétées, ne permettaient plus de le distraire ; de telle sorte qu'à chaque instant la forme de son cou changeait et défiait toutes les précautions imaginables. Ce qui m'a paru le mieux réussir dans cet ordre d'idées, c'est l'application de la main. Le succès d'un pareil moyen ne peut être que temporaire.

J'ai eu la pensée de changer les canules de temps en temps et d'en placer successivement de plus en plus petites, pour permettre à l'orifice de revenir peu à peu sur lui-même. Malheureusement, la trachéotomie est peu en faveur à Lyon, et les fabricants sont aussi dépourvus que les arsenaux de chirurgie, et faute d'un nombre suffisant de canules, je n'ai pu mettre en usage ce procédé. J'espérais, grâce à lui, obtenir une cicatrisation progressive, et éviter à mon opéré les graves inconvénients causés par la brusque transition d'une respiration par un orifice artificiel, à la respiration laryngienne.

Je crois avoir eu à me louer beaucoup des cautérisations fréquemment répétées au nitrate d'argent : elles ont réprimé l'exubérance des bourgeons charnus ; elles ont arrêté la suppuration fétide, qui provenait sans doute des ulcérations de la trachée ; elles ont, enfin, donné aux parties molles assez de solidité pour résister à la pression atmosphérique après l'ablation définitive de la canule.

Je résumerai ces réflexions par les propositions suivantes :

Aux diverses causes signalées par les auteurs pour expliquer l'impossibilité de la respiration buccale après la trachéotomie, il faut ajouter l'affaissement de la trachée chez les enfants d'un âge très-peu avancé.

Aucun des instruments imaginés jusqu'ici, si ce n'est les canules ordinaires, ne peut remédier à cet inconvénient. L'application successive de canules d'un volume décroissant donnerait probablement des résultats très-avantageux; mais on devra surtout compter sur l'efficacité de la cautérisation au nitrate d'argent, fréquemment répétée.

www.ingramcontent.com/pod-product-compliance
Ingram Content Group UK Ltd.
Pitfield, Milton Keynes, MK11 3LW, UK
UKHW020410190726
13838UKWH00006B/2348

9 782329 027746